CONSIDÉRATI

SUR LE

TRAITEMENT

DE LA

BLENNORRHAGIE URÉTRALE CHEZ L'HOMME

ET SUR LE DANGER

DES REMÈDES SECRETS

EN USAGE CONTRE CETTE MALADIE.

PAR ALEX. MAYER,

Docteur en médecine,

Chirurgien à l'hôpital Saint-Louis,

Membre titulaire fondateur de la Société de médecine de Besançon.

———

(Mémoire lu à la Société de médecine de Besançon, dans sa séance du 5 Mars 1845.)

BESANÇON,

CHEZ BINTOT, IMPRIMEUR-LIBRAIRE, ÉDITEUR.

—

1845.

Te $^{23}_{295}$

CONSIDÉRATIONS

SUR LE

TRAITEMENT

DE LA

BLENNORRHAGIE URÉTRALE CHEZ L'HOMME

ET SUR LE DANGER

DES REMÈDES SECRETS

EN USAGE CONTRE CETTE MALADIE.

PAR ALEX. MAYER,

Docteur en médecine,

Chirurgien à l'hôpital Saint-Louis,

**Membre titulaire fondateur de la Société de médecine
de Besançon.**

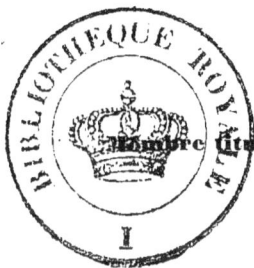

———

*(Mémoire lu à la Société de médecine de Besançon,
dans sa séance du 5 Mars 1845.)*

———

BESANÇON,

CHEZ BINTOT, IMPRIMEUR-LIBRAIRE, ÉDITEUR.

—

1845.

1845

CONSIDÉRATIONS

SUR LE TRAITEMENT

DE LA BLENNORRHAGIE URÉTRALE CHEZ L'HOMME

ET

SUR LE DANGER DES REMÈDES SECRETS

EN USAGE CONTRE CETTE MALADIE.

LA BLENNORRHAGIE urétrale était évidemment connue dès les temps les plus reculés. Décrite sous différentes dénominations par les médecins de l'antiquité, elle a particulièrement, à une époque plus rapprochée de nous, fixé l'attention de Swediaur, Morgagni, Bœrrhave, Van Swiéten, etc., qui en distinguaient déjà deux espèces bien tranchées, savoir : celle qui se produit sous l'influence des causes irritatives en général, et celle qui est due à un virus spécifique.

S'il est vrai que la syphilis ait été importée en Europe après la découverte du Nouveau-Monde, il est facile d'expliquer pourquoi la blennorrhagie sévit avec une violence inaccoutumée vers le milieu du XVI siècle , et pourquoi elle continua à se répandre depuis lors avec une fréquence de plus en plus grande. C'est qu'une cause plus puissante que toutes celles qui jusque-là présidaient au développement de cette maladie, un germe éminemment délétère venait de pénétrer dans les masses , capable de propager avec la plus grande efficacité une affection qui n'était encore transmissible que dans certaines conditions exceptionnelles.

D'ailleurs, on ne peut regarder comme étant d'égale gravité , bien que toutes deux soient dues à la contagion , l'urétrite contractée pendant le coït avec une femme leucorrhéïque par exemple , et l'urétrite qui a pour origine le contact avec la muqueuse urétrale d'un pus syphilitique.

Ces deux ordres de causes agissent primitivement de la même manière , cela est vrai. Mais tandis que dans un cas la lésion est et demeure toute locale, dans l'autre il se produit bientôt une sécrétion qui, absorbée infecte tout l'organisme. La dyscrasie syphilitique peut demeurer latente plus ou moins longtemps, et se révéler tout à coup par les symptômes les plus variés. Ceux-ci, si la maladie parcourt tous ses périodes , apparaissent

dans un ordre chronologique determiné et constant , à
l'occasion duquel j'entrerai dans de plus grands dévelop-
pements dans un autre travail que j'ai entrepris sur la
syphilis constitutionnelle.

J'abandonne donc en ce moment une question qui ne
se rattache qu'indirectement au sujet que j'ai choisi pour
aujourd'hui , et je me borne à constater l'existence de
deux espèces bien distinctes de blennorrhagies urétrales ,
se rapportant, l'une à l'urétrite *simple* et l'autre à l'urétrite *virulente.*

Or , la première est de beaucoup plus bénigne que la
seconde, et son traitement doit être simple et rationnel.
Celle-ci au contraire exige, outre les moyens rationnels ,
l'emploi d'un agent spécifique , *le mercure.*

Il y a péril, comme je le dirai plus tard, à laisser invété-
rer une blennorrhagie du l'urêtre de quelque nature qu'elle
soit, mais le danger est infiniment plus grand lorsqu'il
s'agit d'une gonorrhée syphilitique. C'est donc un point
très important que le diagnostic différentiel de ces deux
espèces pathologiques , et j'ose dire que c'est aux opinions exclusives et opposées qui règnent encore sur cette
matière, que sont dues tant d'affections constitutionnelles
chez des individus qui n'en soupçonnent même pas l'ori-

gine, et ces écoulements qui datent quelquefois de plusieurs années.

Il y a en effet beaucoup de praticiens qui considèrent
comme simples toutes les urétrites. Ceux-ci laissent l'é-
coulement se prolonger, redoutant sa suppression pré-
maturée ; ou bien exempts de ces craintes chimériques,
ils s'efforcent de guérir le plus promptement possible, mais
sans s'inquiéter des suites. Dès que la sécrétion morbide
est tarie, le malade reprend ses habitudes et perd en quelque sorte le souvenir de ce qu'il n'appellera bientôt plus
qu'un *petit échauffement.*

Une autre doctrine, qui compte il est vrai un bien plus
petit nombre de partisans que celle que je viens de men-
tionner, consiste à ne voir que des urétrites syphilitiques,
et à débuter toujours dans le traitement par des prépara-
tions mercurielles qui administrées intempestivement
dans la plupart des cas, offrent deux inconvénients non
moins déplorables, c'est-à-dire l'influence fâcheuse du
mercure sur l'organisme, et le retard apporté à la cu-
ration d'une maladie qui réclame des moyens prompts
et actifs.

Comme traitement exclusif, celui qui admet le mercure
sera indubitablement plus sujet à l'erreur que celui qui
emploiera toujours la méthode simple ; car l'urétrite viru-

lente n'est que l'exception et l'urétrite catarrhale la règle. Les raisons en sont faciles à déduire.

En effet, le coït est la cause la plus ordinaire de la blennorrhagie catarrhale ; cependant elle peut aussi se produire spontanément ou par une cause mécanique. Quant à l'urétrite virulente, elle ne reconnaît qu'une cause unique : c'est le rapprochement sexuel avec une femme contaminée. Qu'on remarque bien que lorsque je signale la rareté relative de l'urétrite syphilitique, je ne veux parler que de celle qui est exempte de toute complication vénérienne, et dont la nature est par cela même difficile à établir *à priori*. J'insiste sur ce sujet, pour qu'on ne m'impute pas une assertion aussi erronée que celle qui tendrait à nier la fréquence de l'urétrite spécifique prise absolument.

J'ai énoncé précédemment le danger qui résultait de la transformation d'une urétrite aiguë en urétrite chronique, et j'ai fait entrevoir la nécessité de prévenir cet accident par une médication active dès le début, sous peine d'exposer le malade à des calamités sans nombre qui dérivent,

1° De l'écoulement lui-même plus rebelle aux ressources de l'art quand il est invétéré.

2° Du rétrécissement du canal, qui survient à la suite

de l'engorgement de la muqueuse et du tissu cellulaire sous-jacent.

Je pourrais citer à l'appui de l'origine que j'assigne aux rétrécissements de l'urêtre l'opinion des auteurs les plus compétents en cette matière, mais je regarde ce soin comme inutile, attendu qu'il s'agit d'un fait acquis à la science (1).

Mais qu'il me soit permis de retracer brièvement les conséquences éloignées d'une blennorrhagie négligée ou mal traitée ; peut-être après cela me pardonnera-t-on l'importance que j'attache à une médication prompte et énergique ; capable, dans l'immense majorité des cas, d'empêcher le passage de la phlegmasie à l'état chronique et au diagnostic différentiel des deux espèces d'urétrites, lors même qu'il serait constant qu'une seule fois sur cinquante on parviendrait par ce moyen à soustraire une victime au virus syphilitique. On sait bien qu'un jeune homme, porteur d'un écoulement peu abondant et de consistance presque aqueuse, s'il a été impuissant à le guérir, ne se condamnera pas au célibat pour ce qu'on appelle vulgairement la *goutte militaire*. Je sais par expérience qu'il en est auxquels il suffit d'avoir acquis la

(1) Voir à la fin de ce Mémoire la note N° 1.

certitude assez généralement fondée d'ailleurs, que leur affection n'est pas contagieuse, pour se décider au mariage. Qu'arrive-t-il alors? c'est qu'après quelques jours de cohabitation, la chaude-pisse revêt comme autrefois des symptômes d'acuité, rien n'y manque, si ce n'est peut-être l'intensité de la douleur. Il est rare que, dans cette occurrence, le mari cesse ses relations avec sa femme. Celle-ci contracte la maladie à son tour et souvent ne s'en doute pas; car c'est pour elle l'apparition ou le retour de flueurs blanches dont elle ne s'inquiète nullement. Et puis, soit par pudeur, soit par tout autre motif, on se dissimule réciproquement l'état où on se trouve. En un mot, on ne fait rien pour se guérir. Ne serait-ce pas là une cause de rachitisme, de cachexie pour la progéniture? et ne pourrait-on pas y rattacher la propagation des affections strumeuses qu'on rencontre si fréquemment parmi les générations nouvelles, même dans les classes élevées de la société environnées des conditions hygiéniques les plus favorables au maintien de la santé?

Cette hypothèse me paraît au moins soutenable au même degré que beaucoup d'autres qui ont cours sur l'étiologie de quelques maladies de l'enfance.

Si maintenant nous fixons notre attention sur les parents, dans la suite des années, quel est le sort que nous leur voyons réservé? Ce sont des vieillards avant l'âge traînant une misérable existence, sous le joug d'une infirmité qui empoisonne leurs derniers jours. L'émission de l'urine est pour eux l'occasion de cruelles et d'incessantes angoisses. Ce n'est qu'au prix des plus pénibles efforts qu'ils parviennent à vider la vessie, goutte à goutte, jusqu'à ce que le calibre de l'urêtre soit rétréci au point de ne pouvoir plus admettre la bougie la plus fine. Grâce à l'intervention de la chirurgie, ils obtiennent un soulagement momentané, rarement une guérison durable. Les plus stoïques attendent dans cette situation la mort comme leur seule espérance; les autres, vaincus par la souffrance, y mettent un terme par le suicide!

Ici je m'arrête pour arriver au traitement qui doit prévenir des maux si affreux. Mais avant d'exposer ce qui devrait être, examinons ce qui est.

Par un inconcevable vertige, les malades s'abstiennent, dans le plus grand nombre des cas, de recourir aux hommes de l'art pour l'affection qui nous occupe, aveuglés qu'ils sont par la foi que leur inspire l'infaillibilité prétendue des remèdes secrets. Il serait difficile qu'il en fût autrement, quand rien ne manque au charlatanisme pour atteindre son but. La publicité des journaux, le luxe et l'effronterie des affiches, et chose plus étonnante encore, le concours des pharmaciens, tout est merveilleusement concerté pour attirer le public dans le piége tendu à sa crédulité. C'est à peine si une voix généreuse vient de temps à autre prémunir les gens du monde contre le danger qui les menace. Il suffit que le conseil émane d'un médecin pour qu'il soit suspecté de n'être dicté que par l'intérêt personnel, et n'être point écouté.

On se demande d'ailleurs pourquoi les pharmaciens prêteraient leur ministère au préjudice de la santé publique ; eux qu'on est accoutumé à regarder comme les auxiliaires de la médecine ; eux qui sont en possession de la part des malades, d'une confiance sans bornes, qu'ils justifient dans toutes les occasions par leur savoir et leur probité.

On s'efforce inutilement de rechercher le motif de la participation que prennent les pharmaciens à la croisade organisée contre l'espèce humaine par d'ignobles trafiquants, pour qui rien n'est sacré et qui font marchandise de tout, même de la vie de leurs concitoyens.

Si encore, et par impossible, on pouvait accuser l'intérêt matériel d'exercer quelque influence illicite sur des hommes que la société entoure d'une juste considération, il faudrait déplorer que l'amour de l'or eût le funeste privilége de tout avilir; et chercher un remède efficace à un tel état de choses.

Mais heureusement une pareille injure ne peut atteindre ceux auxquels s'adressent mes reproches. Ils suivent une routine établie, et qu'ils croient innocente, puisque les hommes de l'art n'en prennent aucun souci ; et il leur suffirait, j'en ai la conviction, de voir par eux-mêmes les accidents dont ils sont les complices involontaires et *désintéressés*, pour que désormais ils refusassent d'un commun accord tout dépôt de remèdes secrets.

Je dis qu'ils sont désintéressés, car je pose en fait qu'ils pourraient adopter la mesure que je propose sans compromettre nullement le rapport de leurs officines. En effet, le traitement des maladies secrètes rentrerait comme autrefois dans le domaine de la médecine, et les pharmaciens, intermédiaires obligés entre le malade et le médecin, seraient naturellement appelés à remplir des prescriptions convenablement modifiées suivant le cas individuel. De sorte que personne n'aurait rien à perdre au rétablissement de l'ordre normal, personne, si ce n'est les industriels indignes qui ont envahi l'auguste sanctuaire de la science et dont le génie inventif exploite avec un succès de plus en plus croissant la naïveté du vulgaire.

L'abus contre lequel je m'élève est trop profondément

enraciné pour que j'aie la prétention d'en triompher, si de plus habiles et de mieux placés que moi ne me prêtent l'appui de leur talent et surtout de leur autorité. Qu'ils publient, comme je le ferai bientôt moi-même, les accidents auxquels ils ont été appelés à remédier par suite de l'emploi des traitements inintelligents, empiriques, grossiers, qui sont en usage contre les affections vénériennes ; alors, je l'espère, mon œuvre ne demeurera point stérile.

Le public se persuadera enfin que ces états morbides, comme tous ceux qui affligent l'humanité, sont susceptibles de différents degrés et de revêtir des formes variées qui ne sauraient admettre un traitement identique. Il comprendra peut-être qu'il y a folie de vouloir soustraire à la connaissance du médecin une maladie réelle, et qui peut avoir des conséquences d'une haute gravité, quand tous les jours il réclame les secours de l'art contre de légères indispositions qui sont de nature à guérir spontanément.

Cette digression pourrait paraître de prime abord une superfétation, si je ne faisais remarquer l'enchaînement naturel d'idées qui m'a fait jeter un coup-d'œil sur le traitement empirique en usage dans le monde contre la blennorrhagie, avant d'aborder l'exposé d'une thérapeutique rationnelle et vraiment scientifique, principal objet de cette notice.

Pour instituer une médication efficace, je l'ai déjà trop répété, il est indispensable de déterminer auparavant la nature de l'affection.

L'hésitation sera impossible si, en même temps que l'écoulement, il y a quelques symptômes pathognomoniques d'infection vénérienne, ou s'il y en a eu de contemporains de cet écoulement.

Dans ce cas, la médication spécifique combinée avec les moyens qui s'adressent à l'urétrite simple me semble impérieusement exigée, lors même que la blennorrhagie pourrait être tarie sans elle, mais pour prévenir des accidents ultérieurs auxquels le malade resterait exposé.

Dans l'hypothèse au contraire où l'urétrite est la suite d'un coït suspect et en l'absence de tout autre élément de conviction, je crois qu'il est prudent d'avoir recours à l'inoculation du pus urétral, comme à une épreuve infaillible. En effet, si la piqûre ne se convertit pas en une pustule caractéristique, c'est que la lésion est toute locale et qu'elle exclut l'emploi du mercure.

On a beaucoup récriminé contre les inoculations dont s'est servi M. Ricord, pour établir la nature de certains symptômes d'un caractère douteux; chacun est d'avis

qu'une grande réserve doit présider à des investigations
de ce genre, lorsqu'elles ne sont entreprises que dans un
but de curiosité scientifique. Mais quand elles sont pra-
tiquées dans l'intérêt immédiat du sujet qui les subit,
elles ne me paraissent nullement condamnables ; et d'ailleurs, c'est dans l'état actuel de la science l'unique *crite-
rium* qui nous permette de différencier deux états morbides qu'il importe au plus haut point de ne pas con-
fondre.

J'ai employé plusieurs fois cette sorte de *pierre de
touche*; et je dois l'avouer, avec un résultat toujours né-
gatif; ce qui ne m'empêchera pas de persévérer dans mes
expériences chaque fois que j'en aurai besoin pour éclai-
rer mon diagnostic, persuadé que je suis de l'existence de
l'urétrite virulente. Enfin, quelque minimes que soient les
chances d'erreur, je ne me crois pas dispensé de les
éviter, quand il m'est donné de rassurer ma conscience
par une opération aussi simple et aussi innocente que
l'inoculation (1).

J'arrive maintenant au traitement de l'*urétrite simple*.

(1) Voir la note N° 2.

TRAITEMENT

DE

L'URÉTRITE SIMPLE.

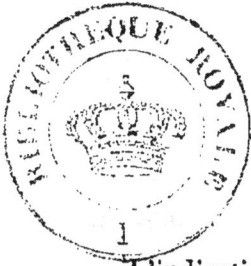

L'indication capitale est de ramener la maladie à son état de plus grande simplicité, c'est-à-dire à l'élément *blennorrhagie*. Dans ce but, il faut toujours combattre les phénomènes inflammatoires quand ils offrent un certain degré d'acuité. Ainsi, quand il existe une grande douleur pendant l'émission de l'urine et l'érection du pénis, avec ou sans réaction générale, une ou plusieurs applications de sangsues au périnée, quelquefois même une saignée générale, des bains tièdes prolongés, d'abondantes boissons délayantes et la diète réussissent le plus souvent contre les symptômes que je viens d'énumérer.

Je ne prétends pas obtenir de l'appareil antiphlo-

gistique le plus formidable la guérison complète de l'affection : car de nombreuses observations m'ont appris
que la secrétion urétrale pouvait bien être et était effec-
tivement modifiée, dans un grand nombre de cas, sous
l'influence de ces moyens, mais que jamais ils ne suffi-
saient seuls à tarir l'écoulement.

C'est à une médication d'un autre ordre qu'il faut de-
mander ce résultat. Ainsi on emploiera avec grande
chance de succès les injections astringentes, moyennant
les précautions que j'indiquerai plus loin. Les substances
dont se composeront ces injections seront variables. Il
est impossible de dire *à priori* celles qui réussiront dans
un cas donné. Car tel médicament qui aura suffi à pro-
curer une guérison en deux ou trois jours, pourra dans
telle autre circonstance analogue en apparence, être
continué vainement pendant un mois et plus. Or, j'ai
remarqué qu'il est inutile d'insister longtemps sur la
même injection. Son effet sur la muqueuse urétrale est
bien vite usé ; et, lorsqu'au bout de quatre à cinq jours,
on n'observe aucun amendement dans la quantité ou la
qualité de la sécrétion morbide, il est nécessaire de
changer de substance. Dans le cas contraire, il faudrait
en élever graduellement la dose. J'ai cru m'apercevoir,
et mes observations ont été faites sur une assez grande

échelle pour qu'il me soit permis d'en tirer des conclu-
sions, j'ai cru m'apercevoir, dis-je, qu'on obtenait habituellement de meilleurs résultats en commençant le
traitement par les astringents du règne végétal, avant de
recourir aux styptiques minéraux.

Concurremment avec les injections, il est convenable,
pour en hâter les effets et arriver à une guérison *parfois
impossible sans cela,* de donner à l'intérieur le baume
de copahu et le poivre cubèbe plutôt combinés qu'isolés.

Cependant il arrive, et malheureusement trop souvent
encore, que, nonobstant le traitement le mieux dirigé et
après avoir épuisé toutes les ressources indiquées jusqu'ici, l'écoulement persiste plus ou moins dense et plus
ou moins abondant. C'est alors ou jamais que la médication *substitutive* trouve son opportunité, et que les injections d'azotate d'argent à dose caustique, selon la
méthode de Carmichæl, dernièrement remise en hon-
neur par M. Debeney, sont appelées à rendre de véritables
services.

J'évite à dessein d'appliquer à cette médication le titre
d'*abortive* dont l'a qualifiée son auteur, parce qu'en
réalité on ne fait pas avorter la phlogose, on la modère
seulement après l'avoir momentanément exaspérée. Telle
est du moins la manière de voir que m'a suggéré une sé-

rie d'expériences, au nombre de quinze à vingt, suivies avec le plus grand soin à l'hôpital militaire, en 1843, et dans ma pratique particulière à diverses reprises depuis cette époque.

De ces différents faits je n'ai conservé que quelques notes éparses et insuffisantes pour rétablir l'histoire de chacun d'eux. Pourtant, à l'aide de ces renseignements et de ce que me retrace ma mémoire, je puis affirmer les propositions suivantes :

1° Les injections avec le nitrate d'argent dans la proportion de 6 à 8 décigr. sur 30 grammes d'eau appliquées à des blennorrhagies datant de un mois à un an, ont produit constamment une diminution de l'écoulement dès le lendemain, en même temps que sa consistance augmentait et revêtait les caractères propres à l'état aigu.

2° Après une deuxième ou une troisième injection avec le sel d'argent, il a suffi le plus fréquemment de deux ou trois nouvelles injections avec une autre substance astringente, telle que le s.-acétate plombique ou le sulfate de zinc pour obtenir une suppression complète de la sécrétion morbide.

3° Jamais je n'ai vu survenir aucun de ces accidents dont quelques praticiens se plaisent à épouvanter les partisans de la méthode substitutive, je veux parler des orchites, des bubons, des cystites, des ophthalmies métastatiques et des urétrorrhagies, que le docteur Vénot de Bordeaux, signale dans sa polémique avec M. Debeney et le docteur Foucart.

4° Toujours j'ai constaté que la dysurie et les douleurs dans le canal, quand elles duraient au-delà de quelques heures, cédaient à de simples bains tièdes, soit entiers, soit partiels. Dans aucun cas il n'a été nécessaire de diriger aucun moyen actif contre les effets immédiats de l'injection. Pourtant on ne m'objectera pas, — comme on l'a fait à l'égard d'autres expérimentateurs, — que le liquide caustique n'était point introduit dans toute l'étendue du canal, en raison de la maladresse avec laquelle certains malades pratiquent les injections de l'urêtre. Dans toutes les circonstances, je me suis chargé moi-même de cette petite opération, pour être assuré qu'elle était faite convenablement.

5° Contre l'urétrite aiguë, ces injections, bien qu'elles ne fassent pas avorter la maladie, l'abrègent néanmoins assez notablement et la simplifient au point qu'après elles quelques nouvelles injections, purement astringentes, suffisent ordinairement pour en faire justice.

6° On ne doit pas porter à plus de *quatre* les injections caustiques, ni mettre un intervalle de plus d'un jour entre chacune d'elles, à moins de quelque circonstance exceptionnelle.

Comme M. Foucart, j'ai donc le droit d'être étonné de la fatalité qui a présidé aux expériences tentées par M. le docteur Vénot, lorsque je vois ce praticien, dans un mémoire où se trouve énuméré un total de 22 cas, signaler quatorze fois des accidents sérieux et ne pas attester un seul succès par la méthode Debeney.

Les faits opposés par M. Foucart à ceux qu'a rapportés M. Vénot sont au nombre de 17, au sujet desquels il signale 15 cas de guérison, et proclame l'innocuité absolue d'un mode de traitement que la pratique retiendra comme une ressource précieuse, dans maintes occasions où les moyens ordinaires auront échoué.

J'ai parlé, dans le cours de ce travail, de quelques précautions que je croyais importantes pour la réussite des injections urétrales de quelque nature qu'elles fussent.

Les soins que je prends dans ces cas ont pour but de mettre le liquide médicamenteux en contact immédiat avec la muqueuse de l'urêtre et dans toute l'étendue de ce canal. J'ai cru arriver à réaliser ces conditions en abstergeant la membrane interne du conduit excréteur de l'urine de la couche quelquefois épaisse de muco-pus

qui la revêt. A cet effet, je recommande au malade
d'uriner avant de recevoir son injection et de pratiquer
ensuite une pression modérée d'arrière en avant sur la
verge. Quelquefois je prescris aussi une injection préa-
lable d'eau pure pour entraîner plus sûrement le produit
morbide adhérent au canal.

D'un autre côté, je défends d'appuyer sur la région
périnéale, m'en rapportant à la contractilité du col de
la vessie pour opposer un obstacle suffisant au passage
de l'injection dans ce viscère.

L'utilité de ces précautions, qu'on aurait tort de regarder comme de vaines minuties, est basée sur les idées
théoriques que voici :

1° Une substance médicamenteuse agira avec une
énergie d'autant plus grande qu'elle sera appliquée plus
immédiatement sur le point de l'organisme qu'elle est
destinée à modifier.

2° Si la phlegmasie s'étendait dans une portion recu-
lée de l'urêtre, la compression du périnée pourrait empêcher le liquide de l'injection d'atteindre le point phlo-
gosé qui entretiendrait ainsi l'écoulement, ce qu'il est
urgent d'éviter.

Je terminerai ce Mémoire en appelant votre attention,
Messieurs, sur une méthode de traitement plus récente

encore que celle dont je viens de vous entretenir. Cette méthode, préconisée par M. Jacquetant, de Lyon, a reçu ses premières applications dans un service de vénériens très considérable. Appuyée ainsi de l'autorité d'un nombre imposant de faits, elle méritait évidemment d'être examinée et soumise à la vérification des praticiens, d'autant plus qu'elle était offerte au monde médical comme une des plus belles conquêtes qu'ait faites de nos jours le traitement de la blennorrhagie.

Cette thérapeutique nouvelle consiste dans l'association des drastiques au baume de copahu et au poivre cubèbe, d'après la formule suivante :

Pr. Baume de Copahu , 12 grammes.
Poivre cubèbe, 18 »
Poudre de Jalap, 3 »
Gomme gutte, 3 décigrammes.
Sirop de roses pâles, Q. S.

Faire un opiat à prendre en deux fois dans la journée : continuer jusqu'à la cessation de l'écoulement qui se fait rarement attendre au-delà de deux à quatre jours.

Que l'urétrite soit aiguë ou chronique, cette médication lui est également applicable, pourvu que le malade jouisse de toute l'intégrité des fonctions digestives et qu'il ne soit pas prédisposé aux affections des viscères abdominaux.

Le seul effet physiologique de ce traitement auquel soit subordonnée son action thérapeutique, est de produire d'abondantes évacuations alvines, et c'est ce qui doit arriver dans l'immense majorité des cas, eu égard à l'énergie et aux doses élevées des purgatifs qui entrent dans cet opiat.

Je n'ai encore rencontré que deux occasions d'expérimenter cette méthode, mais dans les deux cas la guérison a été obtenue après trois jours pour l'un, et au bout de six jours pour l'autre. Voici, du reste, le résumé de ces deux observations.

Première observation. M. X...., clerc de notaire, d'une bonne constitution et habituellement bien portant, vint me consulter en octobre dernier pour une urétrite aiguë. Il prit pendant deux jours consécutifs l'opiat antiblennorrhagique, fut purgé assez violemment et vit cesser son écoulement sans récidive. Les fonctions de l'estomac ne furent nullement troublées.

Deuxième observation. Dans le courant de septembre 1844, M. B...., horloger, porteur d'une blennorrhagie depuis quinze jours, sans symptômes d'acuité, mais très abondante, vint réclamer mes soins. Je lui prescrivis le même opiat; il en fit usage pendant deux jours, mais s'en trouva trop fatigué pour vouloir se soumettre à la continuation du traitement. Cependant l'écoulement avait déjà considérablement diminué et était réduit à un léger suintement semblable à une sérosité limpide. Je conseillai quelques injections d'eau de Goulard qui l'eurent bientôt fait disparaître sans retour.

Au moment où j'écris ces lignes, se trouve à l'hôpital St.-Louis, salle 5 n° 7, un homme qui a été soumis au même traitement et qui offre un bel exemple de son efficacité. C'est un militaire d'une constitution robuste et actuellement bien portant. Il est entré pour une blennorrhagie chronique dont le début remontait à près de trois mois. Les moyens qui avaient été employés antérieurement à son entrée étaient restés impuissants contre une sécrétion blanchâtre, qui devenait plus abondante par suite du moindre écart de régime.

On fit prendre à cet homme, dans les vingt-quatre heures, 15 grammes *seulement* de l'opiat anti-blennorrhagique qui procura néanmoins 11 selles dans la journée. Le lendemain, plus de traces de l'écoulement. On continua le remède, en en réduisant encore la dose à 8 grammes et la guérison ne s'est pas démentie jusqu'à présent.

Telles sont, Messieurs, les considérations que j'ai voulu vous présenter sur une question éminemment pratique. Vous comprendrez, je l'espère, le motif qui m'a déterminé à réclamer de vous quelques-uns des instants précieux que vous consacrez dans ces réunions, aux intérêts de la science et de l'humanité.

Si je me suis un peu trop étendu sur la première partie de mon travail, vous me le pardonnerez en faveur de l'intention qui a présidé à son élaboration ; celle de stigmatiser un ordre de choses abusif et intolérable.

Quant à la seconde partie, j'ai cru accomplir, en vous la communiquant, le devoir que chacun de nous s'est imposé de soumettre à l'appréciation bienveillante de ses confrères, les idées et les faits qui peuvent lui être révélés dans la sphère d'activité où les circonstances l'appellent à remplir sa mission.

NOTE 1re.

Si je me suis abstenu de citer les autorités dont j'aurais pu étayer ce point de doctrine, c'est que je suis peu partisan de ce luxe d'érudition facile, tant à la mode aujourd'hui, et dont le secret est d'émailler ses pages de noms propres, quand on ne les remplit pas tout entières de citations textuelles.

Cependant j'ai peine à renoncer à une occasion qui m'est offerte par le hasard, pour prouver combien les médecins exempts de préjugés sont unanimes à considérer comme cause des plus générales des rétrécissements, la phlegmasie chronique de l'urètre et non les injections curatives qui inspirent de si injustes préventions, basées qu'elles sont sur une théorie médicale surannée.

Le 6 mars, c'est-à-dire le *lendemain* du jour où j'avais fait la lecture de ce travail à la Société de médecine, j'eus la satisfaction de voir reproduites dans le numéro de *la Gazette des Hôpitaux* que m'apportait le courrier, des opinions en harmonie parfaite avec celles que je venais d'émettre.

C'est M. le docteur Faivre qui, chargé de rendre compte à la Société médicale d'émulation de Paris d'une thèse de chirurgie, insiste sur les conséquences pratiques de ce fait, à savoir : que les *rétrécissements organiques sont presque toujours la suite de blennorrhagies négligées, prolongées ou mal traitées.*

Voici le passage de ce compte rendu qui a trait à mon sujet.

« M. Faivre fait ressortir la nécessité de faire cesser le plus
» vite possible une blennorrhagie, montrant que les injections
» qui atteignent ce résultat sont le meilleur préservatif des
» rétrécissements. Il s'étonne aussi que les praticiens, d'accord
» en cela avec les bonnes femmes, et pour ne pas *enfermer le*
» *loup dans la bergerie*, disent-ils, ne raisonnent pas quand il
» s'agit de l'inflammation de la muqueuse du canal, comme
» pour celle de l'œil, et prescrivent de laisser durer, de
» laisser couler la première. »

Ce paragraphe résume merveilleusement tout ce que j'ai dit
de l'étiologie des rétrécissements, et c'est chose assez rare pour
qu'on le remarque, que deux praticiens écrivant à 100 lieues
de distance, presque dans le même moment et sans s'être
concertés, proclament le même fait, en quelque sorte dans
des termes identiques.

NOTE 2ᵉ.

Un instant il a été permis d'espérer qu'on pourrait mettre à
profit dans la pratique la découverte de M. Auzias-Turenne,
sur la transmissibilité du virus syphilitique de l'homme aux
animaux.

Mais voilà que déjà les résultats obtenus par cet expérimen-
tateur sont contestés et qu'on l'accuse d'avoir vu à travers le
prisme de l'illusion.

On ne saurait dire encore de quel côté est la vérité dans cette question litigieuse. Quoi qu'il en soit, il est présumable que l'immortel Hunter et après lui tous les syphilographes modernes, n'ont pas observé avec moins de soins que M. Turenne, et pourtant ils s'accordent tous à déclarer la syphilis propre à l'espèce humaine

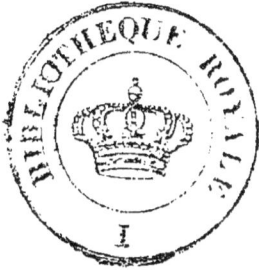

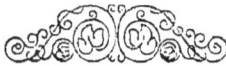

BESANÇON. — IMPRIMERIE DE BINTOT.

www.ingramcontent.com/pod-product-compliance
Lightning Source LLC
Chambersburg PA
CBHW070735210326
41520CB00016B/4463